Ayuno Intermitente

Descubra las ventajas para su metabolismo y logre una rápida pérdida de peso a través de la quema de grasa

(Adquirir conocimientos sobre métodos óptimos de desintoxicación para mejorar el bienestar)

Mauricio Quesada

TABLA DE CONTENIDOS

¿Cómo Elijo El Programa Adecuado Para Mí?

En el libro, vamos a discutir otros programas mientras avanzamos con información valiosa para que te adaptes mejor al ayuno.

El mejor ayuno para ti es aquel que se ajuste a tus necesidades. Hay muchos programas populares de ayuno intermitente, aquí te presentamos otros. Sigue adelante para encontrar el que te dé los mejores resultados.

Hacer un ayuno de cinco días consecutivos una vez al mes durante tres meses seguidos mejoró los biomarcadores de regeneración celular en un experimento reciente.

Algo que ya habíamos tocado anteriormente.

Esto beneficia contra la diabetes, cáncer, problemas de vejez y corazón.

Empieza así: 1000-1100 calorías el primer día, luego 725 calorías en los cuatro días siguientes.

Consume alimentos saludables durante este período, como vegetales bajos en carbohidratos pero ricos en proteínas y grasas saludables.

Haz un ayuno gradual para acostumbrar al cuerpo a la nueva rutina alimentaria y facilitar la tarea de pasar cinco días con poca comida, sobre todo si nunca has ayunado antes.

El plan 5/2 reduce la ingesta a la cuarta parte de las calorías diarias normales en los días de ayuno. La ingesta calórica es de aproximadamente 600 calorías para hombres y 500 para mujeres.

Agua, té o café sin edulcorantes es recomendado.

El ayuno intermitente de 24 horas cada tercer día implica alternar un día de descanso con un día de restricción alimentaria de 500 calorías o menos en una sola comida.

Puedes comer normalmente si no ayunas. El ayuno puede llegar a durar hasta 36 horas si se incluye el tiempo de sueño, pero solo para aquellos con experiencia y que se adaptan bien. Esta dieta puede hacer que bajes dos libras por semana.

Los beneficios del ayuno intermitente son su adaptabilidad frente a otros planes de ayuno como el plan 5/2.

La adaptación ha sido posible para el 90% de los participantes en los experimentos, mientras que el 10% renunció en las primeras dos semanas.

Para perder peso, debes limitar la cantidad de alimentos que consumes en tus días sin ayuno, esto es importante recordarlo regularmente.

No se sabe por qué puedes hacer un plan de ayuno cada tercer día en la dieta de 5/2, pero no con otras. Quizás se debe a la falta de consistencia en el patrón 5/2.

pico de ayuno

Limitar la ingesta a una sola comida: desayuno o cena, no ambos, durante seis a ocho horas.

Es necesario restringir el consumo de alimentos durante al menos 13 a 18 horas. Es un ayuno intenso pero efectivo.

El tiempo se determina por las lecturas de sangre, es fácil seguirlo cuando el cuerpo se adapta a quemar grasa en lugar de azúcar como combustible principal.

Al lograrlo, la ansiedad por comer desaparece y puedes pasar horas sin gastar energía. La grasa tarda en quemarse y evita disminuciones de energía por falta de azúcar.

No desayunes o cenes, pero si no cenas, come al menos tres horas antes de dormir.

Mientras duermes, el cuerpo necesita la menor cantidad de energía. Alimentarlo en esos momentos genera mitocondrias que producen radicales libres dañinos.

No dañar las células, sino regenerar el cuerpo es la meta en este proceso.

La comida es restrictiva; debes elegir alimentos saludables para una mejor nutrición. Sin importar la opción del programa que elijas.

Al comer menos, la calidad de los alimentos es vital para obtener los nutrientes necesarios. El consumo de grasas saludables y el ayuno intermitente pueden alterar la forma en que se quema la grasa. La fatiga y falta de energía pueden indicar una necesidad de mejorar la dieta.

Es crucial excluir los carbohidratos netos, excluyendo la fibra. La fructosa activa la enzima fructoquinasa, que a su vez activa otra enzima que induce a las células a almacenar grasa en lugar de metabolizarla. Ten cuidado con la fructosa.

Reducir el azúcar es clave si tienes sobrepeso, resistencia a la insulina o diabetes. Hagas o no, ayunes. Come alimentos equilibrados con estos elementos:

Consumiendo grasas saludables, como aguacate y mantequilla de leche de vacas alimentadas con pasto orgánico, las personas obtienen beneficios al consumir entre un 50% y 85% de sus calorías en forma de grasas. Huevos de gallina de corral, aceite de coco, frutos secos sin procesar, nueces, pecanas, piñones.

• Proteína de calidad proveniente de animales criados de manera orgánica y alimentados con pasto en cantidades controladas. Hasta 80 gramos de proteína diaria como máximo. Ayuno de proteína más grande de medio gramo por cada libra de masa corporal magra.

- Consuma vegetales frescos bajos en carbohidratos y preferiblemente orgánicos.

Ahora bien. El tema principal es la duración idónea de los ayunos, no en términos de estilos específicos, sino a largo plazo. Tú decides, algunas personas lo adoptan temporalmente, otras lo dejan tras alcanzar su peso ideal y lo retoman a su gusto.

Vamos a sugerirte una opción que es útil y adaptable. Es recomendable hacerlo a diario por las múltiples opciones que brinda.

No coma durante tres horas antes de acostarse y espere trece horas en ayuno. Por ejemplo, si cena a las 7 de la noche, vaya a la cama después de las diez y levántese a las seis de la mañana, no coma nada hasta después de las 8 de la mañana. Esto añade trece horas de ayuno.

Si tienes un medidor de glucosa, puedes monitorear tu azúcar en sangre durante el ayuno. Si ves que aumenta, significa que estás experimentando glucogénesis debido a la producción de glucosa. La conversión de proteína en glucosa indica el uso de masa muscular magra, lo cual es perjudicial para la salud en todos los aspectos.

Continúa el ayuno intermitente hasta mejorar la resistencia a la leptina y normalizar los problemas de tensión arterial, colesterol y diabetes.

Si deseas perder aproximadamente 25 kilos, realiza este ayuno durante alrededor de seis meses y luego regresa a una dieta regular, pero con moderación.

No ganarás peso fácilmente si sigues un programa de alimentación regulado.

En el momento de desequilibrio, solo el ayuno es necesario. Controlándote, puedes ayunar un mes dos veces anuales para mantenerte constantemente.

Nuestro consejo es que te adaptes al nuevo ritmo de alimentación con ayunos durante este proceso de transición. Superar los desafíos iniciales es crucial para alcanzar la adaptación y superar la resistencia a la insulina.

Algunos experimentan dolores de cabeza durante el ayuno, pero la mayoría simplemente siente hambre. El cuerpo aún necesita azúcar antes de comenzar a usar la grasa como combustible.

El azúcar se consume rápidamente y el cuerpo desarrolla adicción, mientras que la grasa se quema más lentamente y satisface el hambre a medida que se consume.

En una dieta alta en carbohidratos, la falta de producción de lipasa impide la utilización de la grasa como fuente de energía.

La lipasa se afecta con altos niveles de insulina y la insulina aumenta en respuesta a lo que consumes rico en carbohidratos por las grasas saludables. Para lograr un cambio verdadero, tu cuerpo debe quemar grasa de manera constante.

La mente te atormentará durante este proceso si estás acostumbrado a comer constantemente; aprende a beber agua y bebidas sin azúcar para controlar el cuerpo. A veces confundes sed con hambre.

Muchas personas sufren de sobrepeso en la actualidad. El ayuno intermitente es la solución. A menos que tengan alguna condición especial.

El ayuno elimina radicales libres y reduce su producción.

Y también trabajas en reducir lípidos y ácidos nucleicos asociados a enfermedades y envejecimiento.

El ayuno incrementa la hormona del crecimiento humano hasta un 1300% en mujeres y un 2000% en hombres, lo cual beneficia la salud, la condición física y ralentiza el envejecimiento.

El ayuno es poderoso para quemar grasa y perder peso debido a esta hormona.

El envejecimiento se ve inhibido debido al aumento de mitofagia y biogénesis mitocondrial. O sea en antioxidante.

Siempre toma riesgos, escucha a tu cuerpo. Si crees que tus niveles de hipoglucemia están bajos, come nuevamente. No es aconsejable llevar este tipo de vida si sufres de estrés crónico.

Mujeres embarazadas o en período de lactancia deben alimentarse regularmente, ya que el bebé depende de ellas para su nutrición.

Ayunar Intermitentemente Tiene Beneficios.

Varios estudios confirman y repiten los beneficios del ayuno intermitente, utilizado por nuestros ancestros consciente o inconscientemente. El ayuno intermitente beneficia tanto a tu cuerpo como a tu mente. Al comenzar tu régimen, observarás múltiples mejoras en tu cuerpo.

Salud

Se mantiene equilibrado el azúcar en la sangre

Los alimentos que consumimos se convierten en glucosa en la sangre. La glucosa se convierte en energía en las células gracias a la insulina. La diabetes causa niveles altos de azúcar en la sangre debido a la ineficacia de la insulina, resultando en síntomas como la micción frecuente, la sed y la fatiga.

El ayuno intermitente mantiene los niveles de azúcar en la sangre y reduce el riesgo de diabetes al prevenir los picos y choques de azúcar. Se realizaron estudios con personas diabéticas, y se encontró que el ayuno intermitente disminuye el peso, controla la ingesta de calorías y reduce el azúcar en sangre.

Llevar un patrón alimentario de ayuno intermitente disminuye el nivel de azúcar en sangre en un 12% y reduce los niveles de insulina en un 53%, según los estudios. Los números muestran la eficacia del ayuno intermitente para mantener niveles de glucosa estables. Reducir la insulina evita su acumulación y mejora su funcionamiento.

Optimiza la salud cardiaca

El ayuno intermitente presenta beneficios para la salud del corazón al reducir factores de riesgo relacionados con el corazón o marcadores de salud.

El ayuno intermitente disminuye los niveles de triglicéridos y colesterol LDL perjudiciales, y aumenta los niveles de colesterol HDL beneficioso, según estudios. Se encontró que el ayuno intermitente mejoraba los niveles de la proteína adiponectina en estudios con animales. La proteína en cuestión, asociada al metabolismo de azúcares y grasas, parece tener beneficios en la prevención de infartos y trastornos cardíacos.

El ayuno intermitente también regula la presión arterial, riesgo para enfermedades cardiacas. Los beneficios podrían aplicarse también a los humanos, a pesar de que los estudios se basan en animales.

Alivia la inflamación y el estrés oxidativo.

La inflamación crónica puede generar problemas de salud, a pesar de que es una reacción natural del cuerpo ante lesiones. La inflamación crónica está asociada con cáncer, enfermedades cardíacas, obesidad y diabetes en algunos estudios.

La investigación del ayuno del Ramadán evidenció una disminución en los niveles de factores de riesgo inflamatorios. Los ayunos durante la noche también se asociaron con niveles más bajos de marcadores inflamatorios. Los estudios sobre el ayuno en días alternos mostraron reducción de los factores de riesgo del estrés oxidativo, marcador vinculado a enfermedades crónicas.

Los radicales libres dañan las proteínas y el ADN durante el proceso oxidativo. Varios estudios han confirmado que el ayuno intermitente mejora nuestra resistencia al estrés oxidativo.

Potencia el cerebro y las habilidades mentales mientras disminuye los riesgos de enfermedades neurológicas

Muchos elementos beneficiosos para el cuerpo también son buenos para el cerebro, como el ayuno intermitente. El ayuno intermitente beneficia su cerebro y mejora las funciones cognitivas al mejorar características metabólicas esenciales para la salud.

El ayuno intermitente mejora las características metabólicas, como reducir la inflamación, el estrés oxidativo, los niveles de azúcar en la sangre y aumentar la sensibilidad a la insulina. El ayuno intermitente puede estimular el crecimiento de células nerviosas en animales, lo cual podría influir en la función cerebral.

Se piensa que el ayuno intermitente beneficia los niveles de BDNF, una hormona cerebral clave. El BDNF interactúa con células nerviosas del cerebro anterior basal, hipocampo y córtex, relacionadas con funciones cognitivas como el aprendizaje y la memoria.

El BDNF ayuda a las neuronas actuales a sobrevivir y crecer, y promueve el desarrollo de neuronas nuevas. Además, está vinculado a la conexión sináptica entre las neuronas. La falta de esta hormona cerebral está asociada a la depresión y a otros trastornos mentales y cognitivos, como la pérdida de memoria y el Alzheimer. Los antidepresivos y el ayuno incrementan el nivel de BDNF.

El ayuno intermitente también podría proteger el cerebro contra daños por accidentes cerebrovasculares, según estudios en animales. El ayuno intermitente en animales puede retrasar o disminuir los síntomas de enfermedades como el Alzheimer, Huntington y Parkinson.

Páncreas y hígado en buen estado

El páncreas produce y libera insulina. A medida que tu cuerpo se vuelve sensible a la insulina, el páncreas no se sobrecarga por la sobreproducción de esta hormona, lo cual lleva a un páncreas saludable.

El ayuno intermitente promueve un hígado saludable, combatiendo el exceso de almacenamiento de grasa. El ayuno intermitente estimula la producción de proteínas que facilitan la absorción y el almacenamiento de ácidos grasos en el hígado, reduciendo su carga de grasa.

Mejora de la sensibilidad a las señales de hambre

La saciedad se relaciona con la leptina, una hormona producida por las células grasas. Envía señales para cesar la ingesta cuando se siente lleno. La leptina se eleva con la saciedad y desciende con el hambre.

Las células grasas producen leptina, lo cual resulta en niveles altos de leptina en personas obesas y con sobrepeso. El exceso de leptina dificulta la inhibición de las señales de hambre al sentirnos saciados.

La leptina mostró niveles más bajos en personas que practicaron ayuno intermitente en los estudios. La disminución de la leptina mejora la sensibilidad a la leptina, regulando el hambre y evitando la sobreingesta.

El ayuno intermitente mejora la sensibilidad hormonal y corrige trastornos alimentarios. Ayuda a recuperar un patrón de alimentación natural y a evitar los atracones.

Mejora tu día a día.

Los estudios en animales muestran que el ayuno intermitente alarga la vida. Las ratas en ayuno de días alternos vivían un 83% más que las ratas sin ayuno.

¿Los Niños Pueden Practicar El Ayuno Intermitente?

No hay pruebas claras sobre la seguridad del ayuno intermitente en niños. Algunos expertos afirman es aceptable, especialmente para quienes ya tienen exceso de peso.

Algunos opinan que es una mala idea debido al crecimiento rápido de los niños. Su desarrollo y crecimiento requiere suficientes calorías. Los niños requieren una adecuada ingesta de proteínas, vitaminas y minerales. Pueden enfermarse si no obtienen suficiente de estos. Es recomendable hablar con un médico antes de poner a un niño a dieta de AI.

¿Es insano el ayuno?

Es normal que la gente se pregunte si el ayuno es saludable. Sostenedores de dietas tradicionales opinan que el ayuno podría retardar el metabolismo. Puede ocasionarte ganancia de peso en lugar de pérdida. De ahí que consideren el ayuno como poco saludable.

No obstante, esto no es cierto en absoluto. El ayuno no ha tenido efectos perjudiciales a lo largo de los siglos. Durante el Ramadán, los estudios han mostrado que el ayuno prolongado no afecta la salud de la mayoría.

No obstante, hay aspectos a considerar. No todos pueden ayunar. A ciertas personas les cuesta incorporarlo a su vida. Pugnan por sostener tal estilo de vida por largos lapsos. Les puede resultar difícil adaptar las ventanas de ayuno a la socialización, el trabajo y el ejercicio. Esto puede resultar en un horario de comidas irregular con posibles consecuencias negativas para la salud.

También hay otras consideraciones. El uso de IA hace que algunas personas pierdan la capacidad de percibir la saciedad y el hambre. Esto puede hacer que sea difícil mantener el AI a largo plazo sin desarrollar un trastorno alimentario.

La obsesión por la comida y la alimentación afecta a ciertas personas con trastornos alimentarios. Algunas personas comen en exceso durante su periodo de alimentación. Algunos llevan su ayuno al extremo y se obsesionan con evitar la comida. Es crucial ser cauteloso al acercarse al AI si tienes historial de trastornos alimentarios.

El AI es saludable y beneficioso. Ayuda a controlar el peso y prevenir la obesidad. Puede mejorar tu metabolismo y tu sensibilidad a la insulina. Puede reducir la inflamación, promover la reparación celular y mejorar la salud gastrointestinal.

El Ayuno Intermitente, La Mejor Estrategia Contra El Envejecimiento

La mayoría de las personas no desean experimentar el proceso de envejecimiento, a pesar de ser un fenómeno natural e inevitable. No obstante, es importante resaltar que el estrés, un estilo de vida poco saludable, hábitos alimenticios deficientes y niveles elevados de estrés oxidativo pueden provocar un envejecimiento prematuro evidente en el aspecto físico de las personas. Entre los signos más comunes se encuentran la pérdida de cabello, la aparición de arrugas y ojeras, y la falta de luminosidad, vitalidad y firmeza en la piel. Estos indicios son características asociadas al envejecimiento temprano, sin embargo, se ha demostrado que el ayuno intermitente es una estrategia eficaz para retardar estos signos prematuros de envejecimiento.

Hay tres motivos fundamentales detrás de estos indicadores:

1. Significativo deterioro generado por radicales libres

2. Alto nivel de estrés oxidativo

3. Niveles reducidos de Glicosaminoglicanos (GAGs)

El ayuno intermitente contribuye a la disminución en la generación de radicales libres, lo cual resulta en una reducción del estrés oxidativo experimentado por el organismo a medida que se minimiza el daño causado por dichos radicales. El ayuno intermitente ofrece beneficios en ambos aspectos, ya que reduce la generación de radicales libres y potencia la capacidad de su organismo para regular eficazmente los niveles de antioxidantes.

Esta práctica contribuirá a mejorar la capacidad del cuerpo para hacer frente a dichos signos.

Las arrugas en su piel son consecuencia de una disminución en la producción de colágeno, una proteína estructural presente en su cutis. Los glucosaminoglicanos (GAGs), por su parte, son compuestos químicos responsables de la síntesis y reparación del colágeno, así como de mantener su hidratación adecuada. En caso de que los niveles de GAGs sean bajos, su piel puede experimentar una pérdida de firmeza.

La hormona IGF-1 presente en su organismo desempeña un papel fundamental en la síntesis de GAGs. Esta hormona, producida por el hígado, comparte características similares con la hormona del crecimiento, siendo ambas responsables de propiedades similares. Si la producción de IGF-1 en su cuerpo se incrementa de manera significativa, también aumentará la producción de GAGs, lo cual resultará en un efecto antiedad de gran impacto.

Algunas formas de fomentar la generación de IGF-1 son:

Reducir los niveles de insulina Disminuir los niveles de insulina Regular los niveles de insulina Controlar los niveles de insulina Mantener los niveles de insulina en un rango adecuado

La hormona insulina inhibe la síntesis de IGF-1, por lo tanto, si los niveles de insulina se mantienen crónicamente elevados, se manifestarán indicios de envejecimiento prematuro. La forma óptima y más segura de restablecer los niveles de insulina es mediante la adopción del ayuno intermitente, dado que promueve una mayor sensibilidad a la insulina en el organismo y previene la ocurrencia recurrente de elevaciones bruscas de insulina, lo cual brinda al hígado la capacidad de sintetizar la hormona IGF-1.

Disminuir los niveles de la hormona del estrés

La sobreproducción de insulina y la abundancia de radicales libres ejercen una considerable presión fisiológica sobre su organismo, y como mecanismo de compensación, se desencadena una elevada secreción de la hormona denominada cortisol, encargada de regular el estrés. Esta hormona tiene la capacidad de suprimir por completo la producción de diversas hormonas beneficiosas, como la hormona del crecimiento y IGF-1. No obstante, se puede evitar de manera activa esta situación mediante la práctica del ayuno intermitente y garantizando al organismo las horas de descanso adecuadas.

El ayuno intermitente contribuye a evitar una elevada exposición a la hormona insulina, asimismo, ayuda a disminuir la cantidad de radicales libres presentes en la circulación sanguínea. Si continúa practicando el ayuno intermitente, se logrará una armonización del sistema esencial en su organismo, lo que resultará en una disminución del estrés fisiológico. Además, al seguir esta práctica, será posible reducir los niveles de cortisol en la sangre y también corregir los patrones de sueño.

Preservar la Salud del Hígado

La producción de la hormona IGF-1 por parte del hígado es de gran importancia para un funcionamiento óptimo, por lo que resulta fundamental mantener la salud hepática para asegurar su adecuada generación. El ayuno intermitente ha demostrado ser un enfoque efectivo para preservar la salud del hígado. Al perseverar con el régimen de ayuno intermitente, se brinda al organismo el intervalo requerido para recuperarse del estrés ocasionado por la ingesta de glucosa y el constante proceso de digestión, lo cual puede también contribuir a la reversión del hígado graso.

En consecuencia, si aspira a obtener un marcado efecto antienvejecimiento, resulta imperativo que brinde una especial consideración a la salud hepática. A medida que disminuye la cantidad de azúcar necesaria para el metabolismo hepático, se promueve una mejor salud. El hígado, como uno de los órganos más vitales del cuerpo, desempeña más de 500 funciones indispensables. Por tanto, mantener el buen estado de salud del hígado resulta de gran importancia para preservar la vitalidad y juventud.

El Método De Ayuno Intermitente Destinado A Aquellos Que Recién Comienzan

Desde la perspectiva de un experto experimentado en el tema, me gustaría brindar algunas recomendaciones a los principiantes del ayuno intermitente. Existen dos motivos fundamentales por los cuales las personas optan por practicar el ayuno intermitente (AI): la reducción de peso, el cuidado de la salud, o ambas cosas en conjunto.

De cualquier modo, resulta imprescindible tener en cuenta estas dos formulaciones:

Cuanto más extensas sean las reglas, más complejo se vuelve el proceso y, en consecuencia, las posibilidades de éxito disminuyen notablemente.

Reduced rules equate to less complexity and a high likelihood of success.

Desde el punto de vista de la salud, abstenerse de consumir alimentos durante un lapso de 24 horas resulta sumamente beneficioso, ya que permite disminuir la ingesta calórica sin tener que renunciar a los alimentos que se disfrutan en los días sin ayuno. Además, resulta notable destacar que esta práctica estimula la producción de hormona del crecimiento en el organismo, lo cual resulta de suma importancia.

Así es, ese es el correcto hormona del crecimiento, aquella de la que se oye hablar que las celebridades consumen con el fin de "preservar su juventud".

La hormona del crecimiento presenta numerosas ventajas en términos de lucha contra el envejecimiento, siendo uno de los aspectos más destacables su capacidad para promover la oxidación de grasas.

¿Cómo hacer ayuno intermitente?

En un escenario óptimo, llevar a cabo dos sesiones de ayuno de 24 horas por semana demostraría ser adecuado para generar beneficios significativos en términos de salud y reducción de peso. No obstante, para los novatos, no se aconseja iniciar con un ayuno de 24 horas a menos que estén plenamente seguros de ser capaces de realizarlo.

No existe una pauta convencional para desarrollar inteligencia artificial. Te insto a que lo intentes y lo adecues a tus necesidades. Permítase que la simplicidad y la flexibilidad sean los principios que guíen su enfoque del ayuno. No haga que resulte estresante para usted mismo.

"Como neófito en el ámbito del ayuno intermitente, recomendaría abstenerse de considerar otros enfoques para la reducción de peso y centrarse exclusivamente en la implementación de la AI". This marks the initial stride towards your attainment of success, indeed.

Reflexione sobre las numerosas ocasiones en las que ha recibido la recomendación de que el desayuno constituye la comida más significativa en el transcurso de una jornada, o que es necesario consumir de 6 a 10 raciones reducidas diarias para lograr la pérdida de peso.

No expreso desaprobación hacia estas reglas. Si estas reglas funcionan para usted, quédese con ellas. Sin embargo, si está comprometido con el enfoque del ayuno intermitente, sería aconsejable apartar estos conceptos temporalmente durante el periodo en el cual esté experimentando con IF.

¿Has preparado tu mente para la inteligencia artificial? Posteriormente, inicie el proceso de "descartar la ingesta de alimentos" y observe la reacción de su organismo. En mi opinión, esta sería la manera más sencilla y accesible para iniciar su travesía en el ayuno intermitente.

Seleccione una fecha para experimentar con la omisión del desayuno.

Disfrute de jugos frescos, agua o té en su lugar. Por favor, no disponemos de café. If that proves effective, consider the practice of 'skipping lunch' and gradually continue. Toda persona que posea una mentalidad de ayuno adecuada es capaz de llevar a cabo una abstinencia de comida de 24 horas.

Una recomendación provechosa consiste en no darle mucho espacio a los pensamientos relacionados con la comida. Favor de abstenerse de entablar conversaciones de carácter social en la despensa durante la hora del almuerzo. Realice una caminata o realice algunos ejercicios de bajo impacto.

Además, se le invita a indagar en estas alternativas de inteligencia artificial:

• Ventana de ingesta de alimentos condensada, por ejemplo, se limita exclusivamente al período comprendido entre las 11 a.m. y las 5 p.m.
• Evite consumir alimentos de manera imprevista, siempre que sea orgánico y no afecte su rutina laboral;
• En horarios matutinos y vespertinos, es decir, omitir la ingesta del almuerzo;
• Se recomienda consumir una sola comida al día, preferentemente la cena, en situaciones de tranquilidad y con suficiente tiempo disponible para disfrutar plenamente de la comida.

En resumen, la experiencia del ayuno debe resultar agradable y libre de estrés. No te presiones demasiado. Se Flexible. Esto es muy importante. Evite perturbar a su superior en caso de que se le solicite un almuerzo de negocios al informarle que está practicando el ayuno. Realícelo a su criterio óptimo y según su disponibilidad horaria.

Le recomendamos consultar el Reporte de Éxito del Ayuno Intermitente con el fin de obtener información adicional y consejos sobre esta práctica.

El ayuno intermitente puede considerarse una estrategia efectiva de gestión del peso a largo plazo. "Se recomienda la consulta de estas obras especializadas sobre el tema del ayuno, a fin de ampliar su conocimiento sobre el mismo."

Alternativa 4 - Consumo de dos comidas previas al entrenamiento

Este enfoque es idéntico al mencionado anteriormente, con la única diferencia de que implica la ingesta de dos comidas antes de hacer ejercicio en lugar de una. Esta alternativa resulta óptima para aquellos individuos que prefieren o encuentran más conveniente entrenar durante la tarde y llevar a cabo el ayuno en las horas de la mañana.

En esta situación, la comida de mayor relevancia sería la última, la cual representa el 50% del contenido calórico total.

14.2 Método de Ayuno Intermitente 12/12

Esta modalidad se perfila como posiblemente la estrategia más sencilla y la opción óptima para adentrarse en el ámbito de los ayunos intermitentes, sobre todo para aquellos individuos cuyos patrones alimentarios no son tan beneficiosos, caracterizados por un consumo constante, la inclusión de comestibles procesados o con un contenido elevado de carbohidratos.

El protocolo de ayuno 12/12 consiste en consumir únicamente tres comidas durante un período de 12 horas, y es aconsejable para personas de todas las edades y en cualquier época del año.

Resulta altamente beneficioso para incrementar la masa corporal cuando se complementa con una adecuada proporción de proteínas en todas las ingestas.

Section 14.2.1: Advantages of a 12/12 fasting schedule

Entre las ventajas del ayuno 12/12 se resaltan los siguientes:

La flexibilidad es notable; durante la mayor parte del período de ayuno, se pasa durmiendo, lo que se traduce en una reducción mínima de la ansiedad y la debilidad, y en consecuencia, facilita la continuidad del ayuno a largo plazo.

No es necesario prescindir del desayuno, ya que se ha atribuido a esta comida la máxima importancia, tanto por su capacidad de estimular el metabolismo como por proporcionar la energía requerida para las labores diarias.

Contribuye a regular y mantener un peso saludable, ya que al reducir los intervalos de tiempo para consumir alimentos, se ejerce un mayor control sobre la cantidad de calorías ingeridas, logrando equilibrar el gasto energético.

La práctica de períodos prolongados de abstinencia alimentaria favorece la amplificación de la secreción de la hormona del crecimiento HGH, lo cual incide positivamente en el fortalecimiento muscular y estimula el proceso de lipólisis.

14.3 The 5:2 Intermittent Fasting Method

El programa dietético 5:2 se basa en el consumo de porciones moderadas de alimentos saludables durante cinco días, mientras se reduce la ingesta calórica en los dos días restantes.

Durante el período de dos días de abstinencia, los individuos masculinos ingieren aproximadamente 600 calorías, mientras que las personas del género femenino consumen alrededor de 500 calorías.

Se aconseja establecer un intervalo de al menos un día sin ayuno entre cada jornada de abstinencia. Por ejemplo, ayunar lunes y jueves, y comer normalmente los otros días.

14.3.1 Protocolo de duración de 28 días

Este plan se compone de siete etapas que son:

Phase 1 – Detoxification

Esta etapa abarca los primeros cuatro días del período de ayuno y tiene como propósito la eliminación de alimentos procesados, con el fin de permitir que el organismo se prepare para las fases subsiguientes de quema de grasa.

Es necesario consumir un 50% de carbohidratos, un 30% de proteína y un 20% de grasa.

En esta etapa se reduce la ingesta calórica global para favorecer la recuperación del organismo tras posibles excesos.

Segunda Etapa: Consumo de Proteínas y Grasas Saludables

This is the most crucial stage, carried out three times over the course of 28 days, namely:

Fase dos: Se desarrolla desde el quinto hasta el octavo día.

Etapa 4; Se manifiesta durante el período comprendido entre el día 13 y el día 16.

Etapa 6: Se lleva a cabo durante el período comprendido entre los días 21 y 24.

Durante esta fase, se pretende establecer una armonización de la alimentación con un porcentaje del 20% de carbohidratos, un 40% de proteínas y un 40% de grasas.

Las verduras no están prohibidas, tampoco las frutas de ensalada; se permite incorporar una porción de fruta en el desayuno, aunque no se recomienda consumirla a lo largo del día, y mucho menos como postre.

Durante esta etapa, se recomienda abstenerse de consumir alimentos dulces, incluso aquellos que contengan chocolate aunque sea de alta pureza.

Etapa 3: Hidratos de Carbono Nutritivos

Esta etapa se produce en dos momentos que son:

La tercera fase tiene lugar entre los días 9 y 12.

La quinta etapa, que está programada desde el día 17 hasta el 20.

Durante esta etapa se pretende alcanzar una proporción de nutrientes óptima, consistente en un 40% de carbohidratos, un 40% de proteínas y un 20% de grasas.

Es recomendable abstenerse de consumir pasteles y galletas. La fruta se debe consumir con moderación, dividiéndola en tres porciones diarias, de preferencia como acompañamiento durante las comidas.

Se autoriza la ingesta de chocolate de alta pureza, con un contenido mínimo de 70% de cacao, limitándose a un total de seis porciones equivalentes a 20 gramos al día.

En esta etapa, se recomienda consumir carbohidratos como el arroz, la avena, las patatas, la calabaza, las lentejas, la quinoa, los garbanzos, las judías, las nueces de diversas variedades y el chocolate negro.

Etapa 4 - Consumir una dieta equilibrada

Este constituye el tramo final del programa, cuyo objetivo radica en alcanzar un equilibrio adecuado en la alimentación. Es recomendable ingerir tres comidas diarias sin incluir bebidas alcohólicas, evitando también tentempiés o meriendas.

14.3.2 Recomendación para una selección de comidas simples

Desayuno
El desayuno constituye una de las comidas de mayor importancia, por lo tanto resulta primordial que contenga las proteínas requeridas para prevenir que la carencia de energía impacte de forma negativa en el desempeño diario.

Para el desayuno, puedes disfrutar de un par de huevos revueltos con jamón, complementados con una taza de café, té verde o una opción refrescante como agua.

Almuerzo
La proteína proveniente del pescado es altamente beneficiosa, sobre todo en aquellos días en los que se recomienda una ingesta calórica reducida equivalente a una cuarta parte de la cantidad diaria recomendada. Se sugiere su preparación a la plancha, acompañada de una porción mínima de verduras.

Previo a la cena, es posible ingerir un reducido número de almendras, fresas o la fracción semi completa de una manzana, con el propósito de no sobrepasar el límite de 180 calorías.
Cena

En relación a la cena, es aconsejable optar por carnes magras como el pavo o el pollo, acompañadas de verduras. Es fundamental no superar las 180 calorías en esta preparación.

Se sugiere el empleo de potenciadores de sabor como el limón y el perejil, y se aconseja evitar el consumo de salsas que contengan un alto contenido calórico.

14.4 Ketogenic Diet

Este es un régimen alimenticio que se caracteriza por ser bajo en carbohidratos y alto en grasas. Dicho plan implica una drástica reducción de la ingesta de carbohidratos, lo cual brinda importantes ventajas en términos de pérdida de peso, salud y rendimiento deportivo.

Esta dieta se basa en la incorporación de alimentos que contengan un alto porcentaje de grasas saludables, entre el 60% y el 75%, tales como nueces, aceite de coco, aguacate y pescado azul, entre otros. Además, es importante complementar estos alimentos con una ingesta de proteínas que se sitúe entre el 15% y el 30%, al mismo tiempo que se limitan los carbohidratos a verduras de color verde, sin superar el 20% de las calorías en cada comida.

14.4.1 Categorías de regímenes alimentarios

Hay múltiples variantes, de las cuales sobresalen las siguientes:

Estándar DCE

Se trata de un régimen alimenticio con una reducida cantidad de carbohidratos, que incluye un consumo moderado de proteínas y un contenido elevado de grasas. Por lo general, presenta una composición que consiste en un 75% de grasas, un 20% de proteínas y únicamente un 5% de carbohidratos.

Cíclica DCC

Este enfoque se caracteriza por períodos de mayor consumo de carbohidratos, generalmente consiste en cinco días consecutivos de una dieta cetogénica, seguidos de dos días de ingesta de carbohidratos.

Adaptada DCA

Esta posibilita la inclusión de una cantidad moderada de carbohidratos durante los días en los que se realiza entrenamiento.

Alta en Proteínas

Al igual que la variante convencional, esta opción presenta una mayor proporción de proteínas, con un contenido aproximado de un 60% de grasas, un 35% de proteínas y un 5% de carbohidratos.

14.4.2 Advantages

This type of program brings forth several advantages, among which the following stand out:

Contribuye a la reducción de tejido adiposo en exceso.

Aumenta la respuesta de sensibilidad frente a la insulina.

Este producto contribuye a la mejora de los índices de colesterol HDL, presión arterial y niveles de glucosa en la sangre.

Esta dieta ha sido empleada con éxito en el tratamiento de diversas neoplasias malignas y para disminuir la proliferación de masas tumorales.

Los estudios han evidenciado que es posible disminuir de manera significativa las convulsiones epilépticas, particularmente en niños.

Según un estudio realizado, se ha constatado que contribuye a la mejora de los síntomas de la enfermedad de Parkinson.

14.4.3 Alimentos a los que se recomienda evitar

Al seguir este enfoque, es necesario evitar la ingesta de alimentos que contengan altos niveles de carbohidratos, tales como:

Bebidas refrescantes, jugos de fruta, batidos, pasteles, helados, postres, entre otros.

Artículos provenientes del trigo, arroz, productos de pastelería, granos, entre otras opciones.

Todas las variedades de frutas, a excepción de las porciones reducidas de frutos silvestres, como las fresas.

Ervilha, feijão, lentilha, grão de bico e qualquer outro tipo de leguminosa.

Las hortalizas de raíz y tubérculos tales como las patatas, zanahorias y batatas, entre otras.

En particular, los condimentos o salsas que contengan altos niveles de azúcar y grasas saturadas.

14.4.4 Alimentos recomendados para el consumo

Es aconsejable que la alimentación contemple la ingesta de los siguientes alimentos:
Alimentos derivados de animales, tales como carne vacuna, filete, tocino, salchichas, aves de corral y pavo.

Pescados ricos en grasas como el salmón, las truchas y el atún.

Los huevos, que poseen un alto contenido de omega 3 y han sido sometidos a un proceso de pasteurización.

Variantes de aceites beneficiosos para la salud, tales como el aceite de oliva extra virgen, el aceite de coco y el aceite de aguacate.

Se ofrece la opción de aguacate intacto o guacamole preparado de manera artesanal.

Vegetales con contenido reducido de carbohidratos como el tomate, la cebolla y los pimientos.

Margarina, productos lácteos fermentados, frutos secos y granos oleaginosos.

14.4.5 Dietary Additions

En esta modalidad de régimen alimenticio no se requiere el consumo de suplementos, no obstante, los siguientes pueden resultar altamente beneficiosos:

El aceite de TMC puede ser incorporado tanto en bebidas como en yogur, brindando energía y aumentando los niveles de cetona.

Incorporar la adición de sal y otros minerales al inicio de la dieta, con el objetivo de restablecer el equilibrio de los niveles hídricos y minerales.

La cafeína, cuyos efectos positivos incluyen el incremento de energía y rendimiento, así como la potencial contribución a la reducción de grasa corporal.

Las cetonas exógenas tienen la capacidad de aumentar los niveles de cetona presentes en el organismo.

La creatina, la cual aporta beneficios tanto para la salud como para el rendimiento.

14.5 The Warrior Diet

Esta variante del ayuno intermitente podría ser considerada una opción más extrema, dado que implica una ingesta calórica muy reducida, generalmente limitada a unas pocas porciones de frutas y vegetales crudos, durante un periodo de ayuno de 20 horas, seguido de una comida abundante por la noche.

The feeding phase lasts approximately 4 hours, during which time vegetables, proteins, and healthy fats are consumed, and certain carbohydrates are also included.

Resulta fundamental que aquellos individuos que participen en este periodo de abstinencia se cercioren de consumir los nutrientes requeridos para su adecuado funcionamiento fisiológico, dado que de lo contrario podría generarse un impacto perjudicial en su salud tanto digestiva como inmunológica.

Las 7 Ventajas Prácticas Del Ayuno Intermitente

Sin duda, es probable que muchos de ustedes estén familiarizados con las dietas que se caracterizan por ser bajas en carbohidratos y altas en grasas (LCHF), como por ejemplo la conocida como KETO. Estas dietas han demostrado ser eficaces para la pérdida de peso. Sin embargo, al combinarlas con el ayuno intermitente, se pueden obtener resultados aún más favorables. No obstante, las personas no siempre encuentran las dietas LCHF fáciles de comprender. A continuación se presenta el primer beneficio práctico que la inteligencia artificial ofrece:

Sencillo

El acto de ayunar es tan sencillo que se puede resumir en tan solo dos oraciones. Se recomienda abstenerse de la ingesta de alimentos en determinados lapsos de tiempo. Consuma agua, té, café (sin adición de azúcares ni edulcorantes) o caldo de huesos. Eso es todo. Cuanto más simple, mejor. Indudablemente, es necesario implementar y seguir un plan meticuloso.

Barato

En contraste con la dieta baja en carbohidratos y alta en grasas (LCHF), la adherencia a la alimentación inteligente (AI) resulta considerablemente más económica. No es necesario adquirir una variedad de productos orgánicos o ecológicos costosos, como carne de res alimentada con pasto y demás. En realidad, puede continuar consumiendo su dieta habitual. Reduciendo el consumo alimentario, el uso de inteligencia artificial se vuelve considerablemente más económico, y si se practica el ayuno sin ingesta de alimentos, se vuelve prácticamente gratuito. La población no realiza gastos en alimentación durante un período de 1 a 3 semanas. Por lo tanto, estás logrando un ahorro significativo de dinero. Da la sensación de recibir una compensación por reducir el peso corporal.

En el programa que les presento, efectivamente se realiza ingesta de alimentos, sin embargo, se limita a 1 o 2 veces al día, con el propósito de permitir el ahorro económico mientras se promueve una mejora en la salud. Además, se ofrecen jugos naturales, frutas y agua.

Conveniente

Aunque muchas dietas pueden llegar a ser complicadas, requiriendo que se sigan pautas específicas sobre qué comer y qué evitar, el ayuno ofrece una aproximación más sencilla y directa. Abrirse de omitir el desayuno y posiblemente la cena durante el AI puede generar un ahorro significativo tanto de tiempo como de dinero. En esta publicación, presento una selección de recetas y jugos simples y saludables, con el objetivo de facilitar aún más tu experiencia.

Días de trampa

La existencia consiste en experimentar fluctuaciones, días favorables y menos favorables... Por tanto, ¿por qué las estrategias alimentarias no siguen un patrón similar? Con la asistencia de la inteligencia artificial, se te brinda la oportunidad de seleccionar un día excepcional por semana en el cual puedes disfrutar de la compañía de amigos y familiares, deleitarte con tus platos y bebidas preferidos, y divertirte. Incluso existe la posibilidad de disfrutar ocasionalmente alguna comida rica en carbohidratos durante los días de ayuno, ya que tu organismo la metabolizará de todos modos en las horas posteriores sin consumo alimentario. ¿No es fantástico?

Aumento de energía

La pérdida de peso se ha vuelto accesible como nunca antes. Aunque numerosas dietas son complicadas y difíciles de mantener, la inteligencia artificial nos brinda la posibilidad de incrementar nuestra energía y reducir los niveles de insulina al mismo tiempo que quemamos calorías. Experimentamos un aumento de vitalidad al consumir la cantidad precisa de calorías necesarias para garantizar una adecuada nutrición, simultáneamente estimulando la conversión de grasa en cetonas, lo cual nos proporciona un mayor nivel de energía.

Flexibilidad

El aprendizaje automático puede llevarse a cabo en cualquier ubicación y en cualquier momento. Puede ayunar durante 16 horas al día, o de 7 a 21 días (sin nada de comida). Usted tiene la opción de hacer un ayuno intermitente, en el cual puede seguirlo durante una semana, hacer una pausa, y luego retomarlo, o bien puede optar por continuar con el programa de manera continua durante varios meses, el cual le sugiero como una opción ideal para lograr su objetivo. Todo es positivo. No hay estrés.

Incorporar la inteligencia artificial a cualquier régimen alimentario.

La principal ventaja de esta situación es que se puede combinar con cualquier régimen alimentario.

- Si eres vegano, no es un problema.

- Te encuentras siguiendo una dieta cetogénica - no hay inconveniente.

No se presenta trigo, todavía puedes abstenerte de comer.

- Se prohíbe el consumo de productos lácteos- disfrute de la Inteligencia Artificial.

Si padeces alergia a las nueces, todavía te es posible hacer ayuno.

- No dispones de tiempo - el Asistente de Inteligencia Artificial está diseñado para ti.

En caso de que carezcas de recursos económicos, el sistema de inteligencia artificial está a tu disposición.

Debido a tus constantes viajes, el uso de IA te resultaría beneficioso.

- No prepares la comida- No te preocupes, prueba el uso de la inteligencia artificial.

Siendo que cuenta con una edad superior a los 80 años, aún es capaz de abstenerse de comida.

En resumen, independientemente de tus necesidades o edad, el uso de la inteligencia artificial resulta apropiado y facilitará tu vida. Una vez aclarado esto, procedamos a analizar las distintas clasificaciones de inteligencia artificial...

¿El Ayuno Intermitente Contribuye A La Longevidad De Los Individuos? ¿Por Qué?

Como ya está al tanto, es sabido que el acto de ayunar puede contribuir a prolongar la vida y promover una vejez saludable. En el presente capítulo, me complaceré en ofrecerte una exposición detallada sobre las razones tras este fenómeno. Una de las primeras justificaciones radica en el incremento de la denominada proteína juvenil, lo cual conlleva una mejora de las condiciones asociadas al proceso de envejecimiento, así como un fortalecimiento de la capacidad de resistir infecciones.

Mediante el empleo del ayuno, se ha constatado una mejoría en los indicadores bioquímicos asociados a la inflamación y perfil lipídico, así como en la salud cardiovascular y diabetes.

Existen estudios científicos que demuestran que, tras un periodo de ocho semanas, se observa una disminución en los niveles de colesterol y numerosos efectos beneficiosos en la protección contra el desarrollo de células cancerígenas, limitando su progresión y promoviendo una menor expansión de las mismas.

Existen numerosas afirmaciones acerca de los beneficios del ayuno como una solución para diversas dolencias. Aunque quizás no se pueda asegurar con certeza, la comunidad científica ya ha emitido su pronunciamiento al respecto, respaldando un enfoque que médicos de renombre en países como Alemania o Francia han comenzado a recomendar.

Se han realizado numerosos estudios que han abordado los beneficios que conlleva aplicar la restricción calórica a través del ayuno intermitente como un factor para incrementar la longevidad. Existen numerosas tradiciones que se perciben en una luz más favorable de lo que se concebían anteriormente. Entre los principales beneficios se encuentra el señalado previamente de la disminución de peso y el incremento del metabolismo, resultado del agotamiento de la glucosa y la eliminación de las grasas sin perjudicar el tejido muscular, inclusive al realizar actividades físicas.

En la actualidad, el fenómeno del ayuno intermitente ha adquirido notable notoriedad tanto entre expertos en nutrición como en medicina. De hecho, existen múltiples pruebas contundentes que respaldan este enfoque alimentario, pues se ha demostrado que mejora la salud general y prolonga la esperanza de vida, a pesar de que aún no se ha determinado con certeza la causa de su efecto longevo.

Académicos de la Universidad de Harvard publicaron recientemente un estudio que postula que el proceso subyacente a esta forma particular de ayuno parece poseer una comprensión profunda de cómo se puede extender la longevidad.

Las mitocondrias representan el factor determinante en relación al proceso del ayuno intermitente. En esta investigación liderada por William Mair en colaboración con otros expertos, se ha corroborado que el acto de abstenerse de ingerir alimentos puede incrementar la longevidad, postergar el proceso de envejecimiento y promover una mejor salud. Esto se debe a una disfunción en la actividad de las mitocondrias, unos orgánulos encargados de regular el consumo de energía a nivel celular.

En 2016, la Universidad de Newcastle realizó un estudio adicional que corroboró que las pequeñas centrales de energía celular desempeñan un papel primordial en el proceso de envejecimiento celular. Esta investigación logró evidenciar de qué manera la disrupción de las redes mitocondriales puede impactar en la esperanza de vida y el envejecimiento, especialmente en cuanto a cómo el ayuno puede regular las redes mitocondriales para mantener al organismo en un estado más juvenil.

El importante papel de estas redes mitocondriales radica en la prolongación de la vida. En términos generales, es común observar la presencia de redes mitocondriales en dos estados distintos, a saber, condensadas y fragmentadas. Mediante este estudio realizado con la utilización de nemátodos, especies de gusanos cuyo ciclo de vida se limita a dos semanas, se logró alcanzar un balance entre estos dos estados mediante la implementación de dietas restringidas.

De acuerdo con Mair, si las mitocondrias se encuentran en uno de estos dos estados de bloqueo, se comprometen los efectos favorables del ayuno intermitente o la restricción dietética. Por consiguiente, alcanzar un equilibrio entre ambos estados es crucial para obtener resultados óptimos.

Además, el estudio ha revelado que el ayuno mejora la coordinación entre las mitocondrias y los peroxisomas, otro orgánulo celular responsable de oxidar los ácidos grasos, un proceso fundamental en el metabolismo de las grasas.

En esta instancia, los experimentos de la investigación lograron aumentar de manera sustancial la longevidad de los nemátodos, simplemente al establecer el equilibrio de la red mitocondrial a través de la alimentación. Los autores del estudio sostienen que estos hallazgos brindarán nuevas oportunidades para implementar estrategias terapéuticas que mitiguen la aparición de enfermedades relacionadas con el envejecimiento o la senescencia, únicamente a través de la modificación dietética, sin requerir intervenciones farmacológicas.

Existen numerosos estudios que examinan el ayuno y su correlación con el proceso de rejuvenecimiento. Estos estudios involucran a animales y han revelado que el fenómeno del ayuno intermitente contribuye a disminuir el riesgo de padecer obesidad y enfermedades relacionadas, tales como la enfermedad de hígado graso no alcohólico, el cáncer y la diabetes.

El Dr. Mark Mattson ocupa el cargo de director del Laboratorio de Neurociencias del Instituto Nacional de la Edad. Durante la década de los 80, se descubrió que las ratas que llevaban a cabo ayunos alternos tenían una esperanza de vida notablemente mayor en comparación con aquellas que no realizaban ayuno.

Un estudio adicional, de carácter más reciente, reveló que los ratones que practicaban el ayuno, ya sea mediante la ingesta de todas sus calorías en una sola comida diaria o a través de la restricción calórica, demostraron una mayor salud y longevidad en comparación con aquellos ratones que se alimentaban a su antojo.

Intentar determinar si el ayuno constituye una forma de restricción calórica es sumamente complejo según el criterio de los expertos. No obstante, en ausencia de dicha restricción calórica y con independencia de la composición de la dieta, los ratones que experimentaron el proceso de ayuno presentaron resultados superiores en comparación con aquellos que no lo hicieron.

A pesar de que estos investigadores han centrado su atención exclusivamente en animales, afirman que dicho enfoque también tiene aplicabilidad en el caso de los seres humanos. Hasta el presente, los investigadores han dado a conocer resultados prometedores. Según este estudio publicado, se realizó una división en dos grupos compuestos por un total de 100 individuos sin patologías. Durante un periodo de tres meses, estas personas tuvieron la libertad de elegir sus alimentos, aunque limitaron su ingesta calórica a solo 800-1100 calorías durante cinco días al mes. Este patrón de alimentación ha sido identificado por los investigadores como la dieta de imitación del ayuno.

Al término del período de esta investigación, aquellos sujetos que participaron y estaban previamente en riesgo de desarrollar enfermedades, experimentaron una normalización de sus niveles de glucosa en ayunas, un factor de riesgo para la diabetes. Los indicadores de enfermedad cardiaca, así como los niveles de colesterol y triglicéridos, experimentaron una disminución en sus valores, al igual que los niveles del indicador de 1GF1 en distintos tipos de cáncer.

Además, los individuos experimentaron una disminución de grasa abdominal sin comprometer la masa muscular magra ni el metabolismo, aspectos que a menudo se ven afectados con una alimentación hipocalórica. Es extremadamente desafiante concebir una prueba empírica que evalúe la longevidad humana; sin embargo, es posible determinar las conductas que pueden conducir a una mala calidad de vida en la vejez.

Existe una prominente dieta conocida como 5:2, la cual se basa en un enfoque de ayuno intermitente en el cual las personas tienen libertad para comer lo que deseen durante cinco días a la semana, seguidos por una restricción de su ingesta calórica a solo 500 calorías durante dos días consecutivos.

Se ha llevado a cabo un exhaustivo análisis de este método de ayuno que ha incorporado a una muestra de 100 mujeres con sobrepeso, manteniendo un diseño idéntico en ambos estudios. A estas mujeres se les asignó en dos grupos, uno de los cuales siguió la dieta 5:2, mientras que el otro grupo mantuvo tres comidas diarias, pero con una reducción de calorías del 20 al 25% en comparación con su ingesta habitual. Esto se hizo con la finalidad de garantizar que ambos grupos tuvieran la misma ingesta calórica semanal.

En un lapso de seis meses, se observó una disminución de peso en ambos grupos; no obstante, se encontraron mayores beneficios asociados al régimen de ayuno 5:2. Un ejemplo de esto se puede observar en la forma en que se realizaron ajustes en los valores de la glucosa según las normativas establecidas. Adicionalmente, también se observó una reducción adicional en la medida del tejido adiposo abdominal.

Una modalidad de abstinencia alimentaria denominada alimentación restringida en el tiempo, en la cual se ingiere comida dentro de un período de tiempo limitado, también ha demostrado numerosos efectos benéficos en cuanto al control de peso y la extensión de la vida en el reino animal. En la actualidad, han sido llevados a cabo numerosos ensayos clínicos de ayuno intermitente en pacientes que padecen diversas enfermedades como la esclerosis múltiple o el cáncer. Existe la creencia de que dicho enfoque podría inhibir la progresión de dichas patologías.

Existen investigaciones que indican que las células cancerosas tratadas con quimioterapia o radioterapia experimentan una mayor vulnerabilidad cuando se encuentra el organismo en estado de ayuno, dado que estas células dependen del uso de glucosa y no pueden utilizar cetonas. Las investigaciones también se encuentran examinando el impacto del ayuno en el desempeño cognitivo y el riesgo de padecer Alzheimer en mujeres con exceso de peso.

Aunque el ayuno intermitente carece de estudios exhaustivos, todos los indicios apuntan a que puede prolongar la esperanza de vida. Esta convicción se ha difundido entre el público en general, basándose no solo en evidencia científica, sino también en las creencias de aquellos que lo han experimentado.

Uno puede afirmar con absoluta certeza que al practicar el ayuno intermitente, se reducirán de manera significativa las probabilidades de contraer enfermedades.

Indudablemente, es posible que te hagas la interrogante sobre la razón por la cual el ayuno intermitente tiene una influencia positiva en la longevidad, y ahora procederé a explicártelo. Considere lo siguiente: el sistema digestivo permanece perpetuamente activo, incluso durante los períodos de sueño. Las dolencias que te afligen a menudo provienen de la acumulación gradual de toxinas a lo largo de los años, en gran parte atribuible a las elecciones dietéticas. Es bien sabido que el descanso adecuado es fundamental para el funcionamiento óptimo del organismo, por lo tanto, sería prudente otorgar un período de descanso a tu sistema digestivo, el cual también requiere un respiro.

Gandhi fue un ferviente promotor del ayuno y en diversas ocasiones lo practicó, según estudiosos de su vida, se cree que gracias a esta disciplina logró mantenerse lucido hasta los 79 años.

De acuerdo con investigaciones científicas, el ayuno presenta notables ventajas en términos de la regeneración orgánica, lo cual puede derivar en una sensación de rejuvenecimiento, mayor claridad mental y un estado de ánimo mejorado. Además, se ha observado que fortalece el sistema inmunológico y promueve una mayor productividad en el ámbito laboral. Existen personas que sostienen que este método terapéutico contribuye a la mejoría de enfermedades crónicas tales como el asma, la hipertensión, las alergias y la artritis. No obstante, no se han encontrado pruebas científicas que corroboren dichas afirmaciones. No solamente se manifiestan los beneficios a nivel físico, sino también a nivel espiritual o emocional. Existe la creencia común de que el ayuno tiene un impacto positivo en la tranquilidad mental, el descanso y la serenidad.

Respuesta a sus inquietudes

¿Cuáles son las promesas del Ayuno Intermitente?

¿Permanece usted aún escéptico respecto a si la última corriente en el ámbito de la salud y el bienestar cumple realmente con las afirmaciones que se hacen sobre sus beneficios? En caso afirmativo, resulta comprensible. A raíz de todo esto, se nos inculca a lo largo de nuestra existencia la absoluta necesidad de consumir tres comidas diarias. Y en este momento inesperado, se le indica que debe hacer uso de un descanso para alimentarse, y que esta opción constituye la solución a una serie de desafíos. ¿Es el ayuno intermitente genuinamente la solución milagrosa que aparenta ser? Cuál sería el proceso biológico adecuado para llevar a cabo todas estas acciones? ¿Cuál es la respuesta de la ciencia ante estas afirmaciones? ¿Acaso no resulta potencialmente perjudicial para nuestra salud si nos abstenemos de ingerir alimentos? El presente capítulo tiene como propósito abordar todas las interrogantes legítimas que pudieran surgir en su pensamiento, así como en el de aquellos a quienes comparta su último hallazgo.

La naturaleza especial del ayuno intermitente

El ayuno intermitente representa una notable diferencia con respecto a otras dietas o métodos de ayuno terapéutico. Una de las causas reside en su propósito orientado hacia un tiempo prolongado y en la necesidad de un cambio de manera permanente. Esta afirmación implica que no existe el riesgo de recaer rápidamente en antiguos patrones de comportamiento, y en relación al propósito de bajar de peso, se corre el riesgo de experimentar el fenómeno del efecto yo-yo, lo cual resultaría en una pronta recuperación de los kilogramos perdidos en la zona de las caderas. Más aún, no se requiere ninguna modificación drástica. Se le permite tomar el tiempo necesario para adaptarse de forma gradual al nuevo estilo de vida. Además, esto conduce a la segunda gran ventaja. La incorporación del ayuno intermitente dentro de la rutina diaria es perfectamente factible.

Al contar con la posibilidad de seleccionar los comportamientos apropiados y ajustarlos según las circunstancias diarias, a medida que se adquiere experiencia, se tornan alcanzables los efectos favorables inclusive para aquellos con agendas muy apretadas. En contraste con el ayuno terapéutico, existe la ventaja de no requerir la suspensión de las actividades laborales y de poder ser iniciado en cualquier momento. Si posee astucia, no habrá necesidad de preocuparse ante la llegada de períodos vacacionales o las invitaciones a agradables cenas fuera del hogar, ni tampoco de tener que justificar el motivo por el cual no consume alimentos o solo se limita a ciertos tipos de comida. Este constituye el subsiguiente aspecto favorable. No es necesario restringirse a lo que se consume entre las comidas.

Esta característica permite que el ayuno intermitente sea compatible con todas las modalidades alimentarias, incluyendo el vegetarianismo y el veganismo. Las personas con condiciones de incompatibilidad, como la intolerancia a la lactosa, también pueden obtener beneficios de su consumo. Esta estrategia previene la sensación de restrictividad excesiva y evita que se pierda la motivación debido a la imposibilidad de satisfacer algún antojo. Con la práctica del ayuno intermitente, uno adquiere pleno control sobre su alimentación y hábitos.

Proceso Fisiológico en el Cuerpo

Examinemos detalladamente lo que acontece en nuestro organismo cuando otorgamos un respiro al proceso digestivo continuo. Existe una premisa inequívoca: nuestros órganos, particularmente el cerebro, necesitan continuar siendo abastecidos de energía con el fin de mantener su funcionamiento adecuado. De manera habitual, dicha energía es provista por los macronutrientes que ingerimos a través de nuestros alimentos, y transferida a las células del organismo en forma de azúcar o, con mayor exactitud, glucosa. Sin embargo, aún en ausencia de ingesta alimenticia por un periodo determinado, el organismo posee la capacidad de activar mecanismos internos que le permiten autoabastecerse.

En primer lugar, es posible emplear los depósitos de glucosa almacenados en el hígado como glucógeno, ya que estos superan la cantidad de energía requerida y se encuentran en un estado no aprovechable. La liberación de estas reservas y su transformación en energía útil se denomina gluconeogénesis. Resulta imprescindible generar de forma periódica la gluconeogénesis con el fin de contrarrestar el exceso de acumulación de grasa hepática, lo cual podría desencadenar la condición conocida como esteatosis hepática. En caso de no llevar a cabo este procedimiento, existe una mayor probabilidad de desarrollar condiciones como obesidad, diabetes y diversas enfermedades, incluyendo el carcinoma hepático.

Una vez que se agota este depósito de almacenamiento, no se produce más conversión de las moléculas de grasa en glucosa, sino en cuerpos cetónicos. Estos además funcionan como un eficaz suministrador de energía. El fenómeno en cuestión es denominado cetosis, el cual se inicia tras aproximadamente doce horas de abstinencia alimentaria, debido a una carencia total o parcial de glucosa. En consecuencia, la adiposidad corporal excedente, la cual no solo carece de atractivo estético, sino que también constituye un factor de riesgo para diversas enfermedades crónicas, comienza a disminuir. Los resultados de una investigación llevada a cabo en ratones corroboran este fenómeno. Los animales, cuyo acceso a los alimentos fue constante, experimentaron no solo un incremento en su peso corporal, sino también niveles elevados de glucosa en la sangre y lesiones hepáticas. En cambio, los roedores que fueron alimentados únicamente durante un período de ocho horas diarias mostraron una reducción de peso del 28 por ciento en comparación con el grupo de control. Esto se dio a pesar de que se mantuvo una ingesta promedio de calorías constante. Se pudo constatar una problemática análoga en el contexto humano, en donde se apreció que, tras un período de ayuno de menos de 24 semanas, se experimentó una reducción de entre el 3 y el 8 por ciento en el peso corporal y una disminución de 7 centímetros en la circunferencia de la cadera.

Simultáneamente, la cetosis tiene un impacto favorable en nuestros valores sanguíneos, estableciendo así una correlación directa con nuestra salud cardiovascular. Se ha comprobado empíricamente que durante los períodos de ayuno, se registra un incremento en los niveles de lipoproteínas de alta densidad, conocidas como colesterol HDL, y una disminución en los niveles de lipoproteínas de baja densidad, comúnmente denominadas colesterol LDL. Los investigadores del Centro Médico del Instituto Cardíaco Intermontañoso de Utah mantienen la hipótesis de que el organismo también emplea el colesterol LDL como fuente de energía en ausencia de reservas de glucosa. Esto reduce la importancia de un factor de riesgo fundamental para el desarrollo de la arteriosclerosis. Esta patología provoca la generación de depósitos en los revestimientos de los vasos sanguíneos, lo cual ocasiona la contracción de los mismos y una disminución del suministro de oxígeno a los órganos que dependen de ellos. En última instancia, esto puede desencadenar un evento cardiovascular como un infarto o un accidente cerebrovascular, en caso de que los vasos sanguíneos queden completamente obstruidos. Según los hallazgos del Journal of Biochemistry, los periodos de ayuno regulares inducen la producción de adiponectina, una proteína que protege activamente contra enfermedades y ataques cardíacos.

Adicionalmente, constituye una oportunidad sin igual para restablecer el equilibrio metabólico del azúcar, el cual se ve severamente afectado por hábitos poco saludables. No es necesario secretar cantidades excesivas de insulina para facilitar la entrada de glucosa en las células. Tras un período de varias semanas, se logró establecer en individuos sometidos a ensayos en seres humanos una disminución del nivel de insulina en un rango que oscila entre el 20% y el 31%, así como una reducción en el nivel de glucosa en la sangre de entre el 3% y el 6%. Esta noticia es positiva no solo en relación a la prevención de la diabetes, sino también en cuanto a los procesos subsiguientes que experimenta el organismo.

Un ejemplo ilustrativo sería que un exceso de insulina puede contribuir a la activación de procesos inflamatorios. Esto es especialmente relevante en relación con la mitigación de los síntomas de las enfermedades inflamatorias autoinmunes, tales como la esclerosis múltiple, el reumatismo o las alergias.

Asimismo, la insulina ejerce una interferencia en la formación de la hormona leptina. Este fenómeno es el responsable de la sensación de plenitud y de satisfacción en relación con la ingesta de alimentos. De esta manera, se mejora la capacidad de evitar el consumo excesivo de alimentos, ya que se favorece una mejor percepción de las señales corporales de saciedad gracias a la adecuada regulación de la hormona leptina.

No es aconsejable para los atletas de fuerza que deseen ayunar permitir que el cuerpo también utilice las reservas proteicas como fuente de energía, ya que esto podría resultar en una disminución de la masa muscular en un período de tiempo breve. Sin embargo, una vez que se agotan las reservas de proteínas en los músculos, el inicio del metabolismo de las grasas evita la degradación muscular. Al contrastarlo con otras dietas, se desprende de un análisis comparativo que el ayuno intermitente se asocia con una disminución más leve en la masa muscular.

Esto se encuentra conllevar por un procedimiento consecuente. Alrededor de 10 a 12 horas después de la última ingesta de alimentos, se produce la liberación de la hormona HGH, conocida como Hormona de Crecimiento Humano o somatropina. La administración de insulina previene esta liberación. La hormona de crecimiento humano (HGH) es una sustancia anabólica que fomenta la síntesis de tejido muscular, mientras simultáneamente fortalece la estructura ósea, aumenta la capacidad cognitiva y revitaliza integralmente el organismo. Debido a esto, también se le atribuye parcialmente la denominación de una hormona con propiedades anti-envejecimiento. Lamentablemente, a partir de los 30 años, experimenta una drástica reducción en su producción.

En el año 2007, Intermountain Healthcare presentó evidencia de que la cantidad de HGH en la corriente sanguínea experimentó un incremento notable durante un período de ayuno de 24 horas, registrando un aumento promedio del 1300% en mujeres y casi un 2000% en hombres. ¿No es una locura? Además, se observa un aumento del 30 por ciento en la esperanza de vida de los animales que normalmente optan por abstenerse de comer.

Considerando la hipotética circunstancia de que la esperanza de vida de un individuo fuera de 100 años, al efectuar el pertinente cálculo, se vería ampliada su existencia en 30 años adicionales.

Además, es importante destacar que el ayuno a corto plazo no se limita exclusivamente al rejuvenecimiento mediante el aumento de la producción de HGH. Además, ejerce un impacto beneficioso en la apariencia cutánea al suprimir la síntesis hepática de IGF-1. Esta hormona de crecimiento es típicamente secretada en respuesta al consumo excesivo de alimentos y puede inducir la aparición de acné.

Otro efecto significativo de la cetosis es una elevación del estado de ánimo, que puede atribuirse a la mayor producción de serotonina, un neurotransmisor mediado por hormonas asociado con sentimientos de felicidad. Aproximadamente el 90 por ciento de la cantidad total de serotonina se sintetiza en el intestino delgado, específicamente en una región conocida como yeyuno. No obstante, este fenómeno solo tiene lugar cuando el órgano se encuentra en estado de vacío y no se encuentra principalmente ocupado en labores digestivas. La serotonina ejerce una gran influencia en nuestro estado de bienestar. Una insuficiencia puede dar lugar a una patología psicológica severa, especialmente a la manifestación de un trastorno depresivo. Este aspecto particular no se ha abordado en el subcapítulo titulado "La importancia del ayuno en el mundo contemporáneo". En consecuencia, nos permitimos informarle en este momento que la población alemana también se encuentra considerablemente afectada por esta enfermedad. En su totalidad, incluso un porcentaje superior al 8% de los adultos alemanes experimenta un trastorno depresivo durante el transcurso de un año. Excluyendo de estos datos a los individuos menores de 18 años, mayores de 79 años y aquellos casos no declarados. En cuanto al desarrollo de la depresión, se subvalora en gran medida el impacto de nuestra alimentación. La alimentación y su cantidad tienen un impacto significativo en todas las hormonas y sustancias mensajeras, lo cual incide en el estado de ánimo y el bienestar en general. Todas las partes de nuestro ser están interconectadas. Nuestro organismo y nuestra mente son interdependientes, ejerciendo una influencia recíproca. En caso de presentar deficiencias en la nutrición física, ello conlleva automáticamente un impacto en nuestra salud mental.

La Fundación de Salud Mental emitió un informe que involucró a más de 3500 participantes, examinando sus prácticas alimentarias y de estilo de vida. El desenlace: La posibilidad de experimentar depresión en los próximos cinco años es un 58% mayor para aquellos individuos que disfrutan de alimentos procesados como comidas preparadas, dulces y comidas en restaurantes de comida rápida en comparación con los participantes que se enfocan en una alimentación saludable y balanceada. Un estudio de seguimiento ha evidenciado que el riesgo experimenta una disminución posterior a cinco años mediante la adopción de un cambio saludable en la alimentación.

Además de la serotonina, hay numerosas sustancias mensajeras adicionales, denominadas "neurotransmisores" en la jerga técnica, que juegan un papel destacado. La comunidad científica ha sido consciente durante mucho tiempo de que los nutrientes, como los ácidos grasos esenciales, el magnesio y las vitaminas (especialmente la vitamina B12), desempeñan un papel crucial en el mantenimiento de un equilibrio adecuado de estos neurotransmisores. No obstante, es lamentable constatar que la disciplina médica psiquiátrica se basa mayormente en el uso de fármacos, algunos de los cuales acarrean efectos secundarios indeseables. Por lo general, se otorga poca atención, o incluso se pasa por alto, la relevancia de la nutrición, y lamentablemente se presta escasa consideración a la selección de alimentos en los centros hospitalarios para los pacientes.

La sensación de exaltación experimentada cuando experimentamos una fuerte falta de alimentos también se conoce como "éxtasis del ayuno". Desde una perspectiva evolutiva, se puede trazar este hecho hasta la premisa de que atravesar el periodo de escasez alimentaria debería resultar menos arduo. Aquel que hubiese suspendido la actividad de caza debido a su enojo en aquellos momentos habría perecido por inanición. Particularmente durante los periodos de escasez alimentaria, era imperativo contar con estímulos que impulsaran la obtención de alimento. Además, esta circunstancia posiblemente justifique el incremento en la liberación de la hormona conocida como adrenalina, así como del factor de crecimiento nervioso BDNF o del factor neurotrófico derivado del cerebro. Esto se encuentra correlacionado con la potenciación de las habilidades cognitivas y la neurogénesis. Inicialmente se empleaba con el propósito de intensificar la vigilia durante la actividad cinegética o la recolección de alimentos, constituyendo otro astuto recurso de supervivencia corporal. En nuestra perspectiva, esto implica no solamente un incremento en la concentración y la creatividad, sino también una disminución en la vulnerabilidad a trastornos neurológicos tales como el Parkinson o la demencia.

Se ha constatado en experimentos con animales que el ayuno intermitente conlleva efectos beneficiosos para el envejecimiento cerebral, mejorando la capacidad de memoria y aprendizaje, así como ofreciendo protección contra los perjuicios ocasionados por los accidentes cerebrovasculares.

Inicialmente, es posible que experimente mayor intranquilidad y ansiedad; sin embargo, una vez se haya adaptado a la nueva alimentación, prevalecerá la armonía y serenidad interna.

Únicamente un conjunto de células de nuestro cuerpo no obtiene provecho alguno del proceso metabólico de los lípidos, esas células corresponden a los tumores. Con el fin de su desarrollo, estas células obtienen su nutrición casi en su totalidad de la glucosa y, consecuentemente, sufren su deceso natural durante el periodo de abstinencia alimentaria. La literatura científica ha documentado previamente que la aplicación de regímenes de ayuno intermitente en modelos de roedores ha demostrado resultados prometedores en la inhibición del crecimiento de células tumorales, así como en el aumento significativo de la esperanza de vida en presencia de cáncer.

Asimismo, como ilustración, se logró determinar en el Charié de Berlín una mayor eficacia y tolerancia de los regímenes de quimioterapia y radiación cuando se complementaban con períodos de abstinencia alimentaria. En adición a su efecto de privación de nutrientes sobre las células tumorales, se ha planteado la hipótesis de que durante el ayuno puede haber una mejor distinción entre las células tumorales y las células sanas al momento de administrar quimioterapia, según lo indicado por los investigadores. Por lo general, las células saludables del organismo se verían comprometidas, dando lugar a los desagradables efectos adversos tales como la alopecia y las náuseas. Estos efectos secundarios se reducirían durante los tratamientos cuando se combinan con un régimen de ayuno.

Aunque se pueden reconocer todas las ventajas, los cuerpos cetónicos no se consideran adecuados para brindar un cuidado sostenible al organismo. En el largue plazo, los órganos pueden experimentar daños debido a la privación de glucosa, lo cual conlleva el riesgo potencial de una acidificación excesiva en todo el sistema orgánico. En consecuencia, resulta más apropiado permitir que las cetonas desplieguen sus beneficios a través de un protocolo de ayuno intermitente, al tiempo que se suministran los carbohidratos durante la fase de alimentación, de acuerdo con la intención de la naturaleza.

Existen ciertas percepciones erróneas respecto al potencial impacto negativo en el metabolismo durante el ayuno intermitente. Existe la creencia de que al privarse de la ingesta de alimentos, el metabolismo se ralentizaría, lo cual resultaría en última instancia contraproducente para el propósito de lograr una reducción de peso. Esta suposición también fundamenta las múltiples dietas que recomiendan consumir frecuentemente comidas pequeñas a lo largo del día, espaciadas cada dos horas. La constante estimulación de la digestión conduce a un incremento en la quema calórica. Indudablemente, se verifica un consumo de energía durante el proceso metabólico de los nutrientes. Sin embargo, en realidad, el propósito de las comidas frecuentes no radica en incrementar considerablemente este metabolismo. Incluso la Universidad de Viena contradice el mito de que el ayuno intermitente disminuye la velocidad del metabolismo. En efecto, se ha observado un aumento en el metabolismo del 3,6% al 14%.

Aunque es indiscutible que durante un ayuno intermitente el metabolismo puede reducirse, esta disminución no se atribuye al propio método. Es posible que ocurra de forma similar en relación a todas las demás dietas. Esta correlación puede atribuirse al hecho de que se requiere una menor cantidad de energía para el desplazamiento, como consecuencia directa de la reducción de peso que ya se ha logrado. Este problema puede ser mitigado con relativa facilidad por medio de la quema activa de calorías a través de la práctica regular de ejercicio.

Adicionalmente a las transformaciones metabólicas, el organismo también se permite un intervalo destinado a una purificación rigurosa. A consecuencia de la continua provisión de alimentos poco saludables, plaguicidas y toxinas tales como la cafeína y la nicotina, en conjunto con la ausencia de actividad física, el cuerpo experimenta una sobrecarga al descomponer estas sustancias. Esto resulta en una acumulación de residuos celulares, lo que produce congestión. Los profesionales de la medicina natural que mencionaban la purificación del organismo en el contexto del ayuno, fueron objeto de burla por un período considerable debido a dicha afirmación. No obstante, los hallazgos de la investigación evidencian que durante los períodos de descanso para la ingesta de alimentos, se observa un proceso de eliminación de los desechos celulares por parte del organismo. La acción a través de la cual se lleva a cabo este fenómeno es conocida como autofagia.

La primera descripción de este fenómeno se atribuye al investigador japonés Yoshinori Ohsumi en la década de 1960, aunque durante un largo periodo de tiempo fue exclusivamente objeto de estudio científico. El reconocimiento del descubrimiento tuvo lugar en 2016 mediante la concesión del prestigioso Premio Nobel de Medicina. La autofagia no se limita únicamente a la eliminación de desechos moleculares, sino que también puede emplear un proceso de reciclaje y reutilización de estos mismos residuos. Tras un lapso aproximado de 16 horas, las células disfuncionales o perjudiciales experimentan una metamorfosis en sustancias utilizadas para edificar células nuevas y funcionales. Se reportan novedades positivas una vez más, especialmente para los atletas que se enfocan en la potencia muscular, dado que, además de los anticuerpos, se generan proteínas. Los docentes del Instituto de Biología Celular de la Universidad de Tubinga plantean la hipótesis de que, en individuos de edad avanzada, se observa una disminución de la actividad autofágica, sin embargo, señalan que si se estimula de manera activa, se podrán retardar los procesos de envejecimiento. Además, presuponen que el logro de una homeostasis celular constituye una barrera frente a enfermedades como el cáncer, la demencia y distintas patologías infecciosas, hepáticas e inflamatorias.

Con el transcurrir del tiempo, un número creciente de organismos no deseados, tales como bacterias patógenas, se establecen en nuestra microbiota intestinal. Durante los períodos de pausa destinados a la alimentación, el organismo puede aprovechar de manera óptima la energía ahorrada debido a la ausencia de procesos digestivos para llevar a cabo una profunda limpieza intestinal y restablecer de forma natural la flora bacteriana saludable que se considera fundamental para el bienestar general de cada individuo. Este constituye el cimiento esencial para lograr una óptima asimilación de los nutrientes proporcionados, así como un adecuado funcionamiento del sistema inmunológico. A la postre, más del 66% de todas las células de defensa residieron en nuestra flora intestinal. Adicionalmente, se ha determinado una correlación sustancial entre la microbiota intestinal y el surgimiento de la depresión. En efecto, cuando las bacterias se encuentran en un estado de equilibrio saludable, se reduce considerablemente el riesgo de padecer trastornos mentales.

¿No considera usted que nuestro cuerpo posee un nivel de fascinación realmente notable? A diario lleva a cabo una encomiable labor que nos permite disfrutar de la vida y se esfuerza de manera activa por preservar nuestra salud. Y esto ocurre inadvertidamente, sin que le dediquemos ni un solo pensamiento de gratitud. En efecto, en la presente sociedad, numerosos individuos desvalorizan su físico debido a su apariencia exterior y experimentan sentimientos de vergüenza, unicamente porque no se ajusta a los cánones de belleza preestablecidos. ¿No sería conveniente otorgarle un nivel adecuado de consideración por sus logros y proezas, en vez de someterlo a una carga excesiva e incluso ponerlo en riesgo? ¿Es el ayuno intermitente el enfoque apropiado para beneficiar nuestra salud corporal?

Hasta el momento, existe concordancia científica en cuanto a la afirmación de que el ayuno intermitente puede facilitar la pérdida de peso y resultar beneficioso para la salud. Hasta el momento, los resultados han mostrado una consistencia positiva constante. A pesar de la falta de evidencia científica concluyente sobre la falta de saludabilidad o el potencial dañino del ayuno intermitente, es aconsejable abordar las afirmaciones positivas con cierta cautela. La investigación en nutrición debe fundamentarse en el ámbito científico. Numerosos estudios siguen fundamentándose en experimentos con animales, mientras que los estudios clínicos en sujetos humanos exhiben un número aún insuficiente de participantes para alcanzar una fiabilidad absoluta. No obstante, tal y como mencioné previamente, hasta el momento todo aparenta ser favorable y la curiosidad va en aumento. Es probable que en los años venideros, se divulguen numerosos hallazgos de investigación confiables acerca del ayuno intermitente.

¿De Qué Manera Experimenta Cambios El Cuerpo Femenino?

El cuerpo continúa experimentando cambios a lo largo de nuestro ciclo vital. La edad y la herencia genética son los principales factores que contribuyen a dichas alteraciones, aunque no los únicos. Elementos externos como el consumo de tabaco, el consumo de alcohol, la ingesta de alimentos poco saludables o la exposición excesiva al sol juegan un papel determinante en el debilitamiento gradual de nuestra salud a lo largo del tiempo.

En relación a las mujeres, el curso evolutivo de nuestro cuerpo a través de los años está determinado por la concentración hormonal presente en nuestro organismo. La fecundidad también desempeña un papel crucial en la comprensión de las transformaciones que tienen lugar. Durante el período comprendido entre los años 1920 y 1960, la mujer experimenta una serie de transformaciones significativas, tanto a nivel endocrino como fisiológico, como resultado de los ciclos menstruales, embarazos y otros relacionados con el deterioro reproductivo.

A los veinte años.

A lo largo de esta década, la mujer exhibe un alto nivel de vitalidad y desempeño, y experimentamos un estado de salud óptimo. Nuestro organismo se ajusta a nuestro estilo de vida y mejoramos nuestro rendimiento físico.

La genética constituye un elemento primordial en la determinación del envejecimiento endógeno; no obstante, todas las acciones tienen sus consecuencias. Aunque la piel en la etapa de los 20 años posea niveles óptimos de colágeno, tanto los periodos de excesos en la playa durante un fin de semana como el hábito diario de fumar representan factores que se suman de manera perjudicial para la epidermis y, en consecuencia, el paso del tiempo. Si un individuo con una predisposición genética para una dermis más delgada o una piel más clara fuma, se expone al sol y tiene expresiones faciales excesivas, es posible que las arrugas se manifiesten a los veinte años.

Desarrollando prácticas saludables de alimentación y actividad física, absteniéndose de consumir alcohol y evitar el tabaquismo, mostrando cuidado hacia posibles trastornos alimentarios y acudiendo a exámenes ginecológicos de manera anual.

Con respecto a la piel, en esta década y la siguiente, las mujeres experimentan la pérdida de luminosidad propia de la adolescencia, por lo cual deben empezar a utilizar productos humectantes que, más adelante, deberán ser formulados con alfa-hidroxiácidos de alta concentración.

En el transcurso de la segunda década, la mujer experimenta el apogeo de su desarrollo sexual a través de la actividad ovárica. La producción de hormonas como el estrógeno y la progesterona desempeña una función primordial en el proceso del ciclo menstrual y la capacidad reproductiva.

Al momento de nacer, nuestros ovarios cuentan con un millón de ovocitos y desde entonces no se generará más producción de los mismos. Durante cada ciclo menstrual, se produce el desecho mensual de óvulos, lo que implica que a medida que transcurre el tiempo, disminuye progresivamente la capacidad de concebir hasta llegar al período de la menopausia. En el rango de edades comprendido entre los 15 y los 25 años, existe una probabilidad del 40 por ciento de concebir en cada ciclo. En el transcurso de este período, es imperativo considerar el uso de métodos anticonceptivos para prevenir embarazos no planificados y contribuir a la prevención de enfermedades transmisibles.

A los 30

A partir de los 30 años, se produce una reducción en la tasa metabólica, lo cual implica que la cantidad de calorías que quemamos de manera espontánea por minuto disminuye, siempre y cuando no se realice actividad física.

La experta Concepción de Lucas indica que nuestra condición física podría deteriorarse si, además, llevamos una vida sedentaria acompañada de estrés laboral o una dieta deficiente.

Por añadidura, este período de tiempo corresponde a la década en la cual la mayoría de las mujeres españolas experimentan la maternidad por primera vez, con una edad promedio de 32 años. La especialista indica que este momento es crucial para las mujeres. Durante este periodo de diez años, se experimenta una disminución en la tonicidad muscular y, durante el embarazo, el organismo puede experimentar transformaciones notables, incluyendo variaciones en el peso, volumen corporal y la firmeza muscular.

Asimismo, es frecuente presenciar la manifestación de acné en adultos, el cual suele surgir en la región mandibular debido a la excesiva sensibilidad cutánea de dicha área ante las fluctuaciones hormonales. Esta condición puede ser abordada mediante el empleo de tratamientos anticonceptivos orales o recurrencias orales, aunque se desaconsejan para mujeres embarazadas. Las mujeres deben tener en cuenta que el uso de productos cosméticos durante el embarazo puede provocar cambios en el feto, ya sean de origen natural (como señala la dermatóloga María Teresa Truchuelo) o sintético. Esta forma de acné también puede ser consecuencia de alteraciones como el síndrome de ovario poliquístico o productos cosméticos con alto contenido de grasa.

A partir de los 30 años comienzan a aparecer arrugas de expresión en las zonas donde más gesticulamos, como entre las cejas o la zona de los ojos, con bolsas y patas de gallo. El experto sugiere el uso de lociones humectantes que incluyan componentes activos tales como los alfa hidroxiácidos, ya mencionados previamente, los cuales buscan reestructurar la piel. Asimismo, se recomienda la inclusión de vitamina C y niacinamida.

Es necesario mantener adecuados hábitos alimentarios y de actividad física, asistir de manera periódica a revisiones ginecológicas y someterse a controles de salud anuales con el objetivo de monitorear los niveles de colesterol, mantener un peso saludable, preservar la agudeza visual y auditiva, así como detectar de forma temprana posibles enfermedades y condiciones médicas.

A medida que una mujer alcanza los 35 años, su capacidad reproductiva experimenta un declive gradual, lo cual dificulta cada vez más la concepción. En consecuencia, los especialistas en ginecología recomiendan evitar postergar la maternidad más allá de esta edad, ya que ello implica depender de técnicas de reproducción asistida y también aumenta la probabilidad de experimentar abortos, hipertensión, diabetes y anomalías congénitas en el feto. A partir de los cuarenta años, existe un índice de probabilidad del 25 por ciento de quedarse embarazada en cada ciclo.

A los 40

En la etapa de los cuarenta años, se inician una serie de transformaciones en nuestro aspecto físico. La adiposidad que prevalecía en los glúteos y las piernas con miras a una eventual función de lactancia comienza a ser redistribuida en la región abdominal, incrementando la susceptibilidad a padecer enfermedades cardiovasculares.

Adicionalmente, se produce una reducción en la masa y el tono muscular, lo cual conlleva a un incremento en la flacidez de los brazos y las piernas, especialmente en ausencia de actividad física.

La concentración hormonal disminuye, lo que resulta en la disminución de la fertilidad en las mujeres.

La elasticidad de la piel se deteriora y se inician la formación de manchas solares, que se hacen más evidentes en los cutis más pálidos. Las líneas de expresión se acentúan y los contornos faciales empiezan a cambiar. El especialista sugiere la utilización de láseres antihiperpigmentación, toxina botulínica para las arrugas faciales dinámicas y ácido hialurónico para abordar las arrugas del pliegue nasolabial y la falta de volumen cutáneo.

Tal y como señala Lucas, la adquisición de hábitos alimenticios saludables y la incorporación de actividad física tendrán un impacto positivo en la adaptación a la menopausia en un futuro. Además, según el experto, a partir de los 40 años aumenta la propensión a desarrollar hipertensión y niveles elevados de colesterol, dos condiciones de salud que también afectan a los hombres.

Adicionalmente, existe compresión en los discos intervertebrales, lo cual es comúnmente asociado con el aumento del dolor en la columna vertebral, la disminución de la fuerza muscular y la osteoporosis, caracterizada por la pérdida de densidad ósea. Resulta de suma importancia que las mujeres jóvenes adopten medidas preventivas a fin de evitar la aparición de este problema, como llevar a cabo una alimentación abundante en calcio y la práctica regular de ejercicios destinados a fortalecer su musculatura. Este método permite mejorar la condición muscular, fortaleciéndolos paulatinamente. Asimismo, fortalece la conexión del músculo con una estructura ósea mediante las estructuras tendinosas.

A partir de los 45-50 años, se puede observar en las mujeres la aparición de sofocos, irritabilidad, trastornos del sueño, sequedad vaginal, disminución del deseo sexual y cambios en el ciclo menstrual. Esto indica que están atravesando la etapa de la premenopausia. Según indica Esparza, es importante entenderla como parte natural del proceso femenino y se recomienda buscar tratamiento si es necesario con el fin de aliviar los síntomas y lograr una mayor calidad de vida. No debemos tener miedo de ello, ya que existen métodos para prevenirlo; es importante aceptarlo como una etapa natural en nuestra vida como seres humanos y como mujeres.

A partir de los 45 años, también es posible experimentar la menopausia prematura, que generalmente ocurre entre los 50 y 55 años de edad.

A partir de la edad de 50 años.

En la década de los años cincuenta, las mujeres empiezan a experimentar la menopausia, una condición caracterizada por la falta de menstruación durante un período de tiempo superior a 12 meses y que se origina debido al cese definitivo de la actividad folicular. El diagnóstico se basa en criterios clínicos y retrospectivos, los cuales se aplican después de que hayan transcurrido 12 meses desde el último episodio de sangrado menstrual.

La concepción de Lucas indica que "no existen directrices claras sobre cómo abordarla, ya que cada mujer experimenta diferentes situaciones, aunque la mayoría de los cambios en sus cuerpos están asociados a dicho fenómeno".

Durante este intervalo temporal, persiste la perturbación en la distribución de la adiposidad corporal, se intensifica la apariencia desfavorable de la piel en términos de elasticidad e hidratación, se experimenta resequedad vaginal y otras membranas mucosas que pueden ocasionar molestias en las relaciones íntimas, se produce una disminución en el tono muscular y se registra un deterioro en el estado del tejido muscular. Aparecen problemas en los huesos de la columna, articulaciones o artrosis.

Además, surge un incremento en el riesgo cardiovascular, los trastornos del sueño y la pérdida de memoria, los cuales se ven influenciados por la disminución gradual de los niveles de estrógenos", aclara el experto. Asimismo, resalta que los ajustes en el estilo de vida pueden ocasionar diversas alteraciones emocionales, como ansiedad, depresión y una disminución del estado de ánimo, los cuales son considerados normales durante esta etapa.

La mujer en su quinta década también puede percatarse de la disminución del vello púbico y axilar, así como de cambios en la textura del cabello y la piel, o del incremento de peso corporal.

La menopausia provoca que, entre los 50 y los 60 años, la piel de la mujer experimente muchas alteraciones. La reducción de los niveles de estrógeno experimentados durante esta etapa de la vida femenina conlleva una disminución en la hidratación de la piel y un afinamiento de ésta, dando lugar a un acentuamiento de las arrugas y a la flacidez de las estructuras.

Adaptar el organismo a los síntomas de la menopausia mediante la utilización de prendas livianas que favorezcan la regulación de la temperatura corporal y el consumo de bebidas frías, junto con la práctica regular de ejercicio físico para prevenir el desarrollo de osteoporosis. Durante esta etapa y la sexta década de nuestras vidas, es importante considerar seguir una alimentación apropiada, practicar ejercicios de respiración controlada, someterse a exámenes ginecológicos y realizar otros chequeos médicos.

La especialista también menciona que a lo largo del ciclo vital de la mujer, es crucial contar con la presencia del ginecólogo para ajustar sus intervenciones según sus distintos estados de salud y reproductivos.

Durante cada fase del ciclo de vida de la mujer, se experimentan transformaciones tanto a nivel físico como psicológico, por lo que es fundamental contar con la asistencia de un profesional capacitado con el fin de poder realizar consultas de manera regular. Estas etapas son cruciales y deben ser aceptadas y experimentadas. Ante cualquier cambio o inquietud que te surja y no comprendas, contarás con la atención de tu ginecólogo para resolverlos.

Capitulo 2

Hormonas

Las hormonas, típicamente vinculadas al estado de ánimo, desempeñan asimismo una función primordial en la capacidad de una persona para reducir peso. La estimulación de la secreción de varias glándulas se produce debido a diversas causas relacionadas con el ayuno intermitente. A modo de ilustración, el páncreas secreta insulina ante el incremento de los niveles de glucosa en la corriente sanguínea. Abordaremos las hormonas fundamentales relacionadas con la pérdida de peso que es necesario comprender.

Insulina

Producirse: Ocurre cuando los niveles de azúcar en la sangre se incrementan.

Objetivo: Reducir los niveles de glucosa en la sangre

Procedimiento: La insulina cumple la función de facilitar el transporte de la glucosa hacia las células con el fin de obtener energía. Se procederá a dirigir cualquier cantidad en exceso al órgano hepático, donde la hormona de la insulina promoverá la iniciación de la síntesis de glucógeno por parte del hígado.

Nótese que al ingerir alimentos, se producirá un incremento en los niveles de glucosa en la sangre. Este incremento ocasionará una respuesta de liberación de insulina. Es un comportamiento común y necesario; no obstante, el acto de consumir grandes cantidades de alimentos de manera repetitiva y exceso de carbohidratos conlleva a episodios frecuentes de niveles altos de glucosa en la sangre, lo que desencadena una mayor producción de insulina. Dado que una de las funciones primordiales de la insulina es facilitar el proceso de almacenamiento, contar con un nivel elevado de esta sustancia en el flujo sanguíneo indica que se encuentra en un estado de almacenamiento. Si mantenemos esta trayectoria a lo largo del tiempo suficiente, experimentaremos lo que se conoce como resistencia a la insulina debido al ayuno intermitente. La eficacia de la insulina se ve comprometida debido a la adquisición de una cierta inmunidad por parte de nuestro organismo. En este momento, es necesario incrementar la liberación de insulina con la finalidad de abordar los niveles elevados de glucosa en la corriente sanguínea. Con esta elevada cantidad de insulina presente en la corriente sanguínea, el organismo experimentará una condición de sobrecarga en su proceso de almacenamiento, lo que conllevará a una acelerada producción de glucógeno y grasa por parte del hígado.

Glucagón

Producir: Se desencadena cuando los niveles de glucosa en la sangre disminuyen

Objetivo: Incrementar los niveles de glucosa en la corriente sanguínea.

Procedimiento: el glucagón incide en el estímulo hepático de la descomposición del glucógeno en glucosa con el propósito de su reintroducción en el flujo sanguíneo. Además, el glucagón induce la lipólisis en el tejido adiposo, permitiendo la liberación de las acumulaciones de grasa en el sistema circulatorio.

Observación: Tal como se puede apreciar, el glucagón ejerce una acción contraria a la insulina. La presencia de este elemento adverso en tu sistema circulatorio favorecerá la transición de tu organismo hacia un estado metabólico de mayor gasto energético.

Somatotropina humana

Generar: La liberación de la hormona del crecimiento humano está regulada por otras dos hormonas. Con el objetivo de simplificar, optaremos por no asignarles un nombre en este momento. Desde un enfoque de reducción de peso vinculado al ayuno, es fundamental comprender que el sueño adecuado, la actividad física regular y la reducción de los niveles de azúcar en la sangre pueden estimular la producción de hormonas de crecimiento humano.

Objetivo: Esta circunstancia está sujeta a múltiples variables. A modo de ilustración, durante la infancia, las hormonas de crecimiento humano contribuyen al desarrollo óseo, concretamente en términos de altura, aunque dicha relación no se refleja de igual manera en la edad adulta. Este fenómeno guarda relación con la reducción de peso, y las hormonas de crecimiento humano contribuyen a regular los niveles de glucosa en sangre al favorecer la lipólisis. Además, contribuye al desarrollo de masa muscular magra.

Procedimiento: Con el propósito de regular los niveles reducidos de glucosa en la sangre, las hormonas del crecimiento humano contribuyen a estimular el tejido adiposo para efectuar la descomposición de la grasa almacenada en la corriente sanguínea. Si estás siguiendo un régimen de pérdida de peso y deseas estimular la producción de esta hormona que promueve la quema de grasas, considera practicar el ayuno intermitente.

Aclaración: Conforme a lo establecido por la Sociedad de Endocrinología, cuando el cerebro percibe la presencia de factores de crecimiento análogos a la insulina o un exceso de hormona de crecimiento humano en el organismo, inhibe la liberación de la hormona de crecimiento humana. Se puede proporcionar un ejemplo de un procedimiento médico utilizado para diagnosticar la hipersecreción de la hormona del crecimiento humano, donde se suministra a la persona una bebida que contiene azúcar con el fin de obtener resultados clínicos relevantes.

Sería aconsejable fomentar la disminución de los niveles de la hormona del crecimiento humano. ¿Cuál es la implicación de esto en términos de su proceso de pérdida de peso? En efecto, los niveles elevados de glucosa inhiben la secreción de la hormona de crecimiento humana. Esto implica que incrementar la ingesta de carbohidratos y alimentos ricos en azúcares no solo resultará en niveles elevados de glucosa en la sangre, sino que también inhibirá la producción de la hormona del crecimiento humano, lo cual implica que esta hormona no activará el tejido adiposo para descomponer las reservas de grasa almacenadas. Además implica que la hormona del crecimiento humano no estará presente en el organismo para promover el desarrollo de masa muscular y la fortaleza ósea.

leptina

Producir: La leptina es secretada por los adipocitos. A mayor cantidad de células adiposas, se produce una mayor liberación de leptina.

Objetivo: La leptina desempeña un papel fundamental en la regulación del peso al controlar los procesos de hambre, saciedad y apetito.

Procedimiento: Existe una correlación entre los niveles de leptina y la cantidad de tejido adiposo presente en el organismo. A mayor cantidad de tejido adiposo, se observa un aumento correspondiente de leptina presente en la circulación sanguínea. A medida que disminuye el nivel de grasa corporal, se reduce la cantidad de leptina presente en la circulación sanguínea.

Observación: Cuando se pierde peso, se produce una reducción en la cantidad de grasa corporal, lo cual conlleva a una disminución en los niveles de leptina. Aumenta el apetito. Entender esta premisa te permitirá comprender por qué en ocasiones la pérdida de peso provoca una sensación intensa de apetito. Así como la insulina, el organismo puede presentar resistencia a la leptina. En casos de obesidad, las concentraciones excesivas de leptina en la sangre pueden inducir la adquisición de inmunidad, lo que implica que, a pesar de la presencia de un alto porcentaje de tejido adiposo, la leptina no logra suprimir de manera eficiente el apetito. Puede fomentar el consumo excesivo de alimentos y causar desregulaciones en las hormonas previamente mencionadas.

Grelina

Generar: Se reconoce como la hormona estimulante del apetito, los niveles sanguíneos de grelina presentan un incremento previo a la ingesta de alimentos. El momento de este aumento coincide con su régimen dietético habitual.

Objetivo: La grelina desempeña varias funciones, pero su principal objetivo consiste en estimular tu apetito.

Método: Interfiere con el funcionamiento del hipotálamo, estimulando el apetito

Nota: Existe una correlación entre el incremento de la hormona grelina y el patrón de alimentación regular; sin embargo, lo destacable es que este aumento se presenta de manera cíclica. El investigador, Dr. Fung, ha identificado que durante un prolongado período de abstinencia de alimentos, conocido como ayuno, los niveles de la hormona grelina disminuyen y como resultado, se experimenta una reducción de las sensaciones de hambre. En el contexto del ayuno intermitente, se opta por desatender las sensaciones de hambre, con la finalidad de que estas paulatinamente desaparezcan. ¿Ha experimentado alguna vez la sensación de apetito durante el horario de almuerzo, pero se ha visto impedido de alimentarse debido a las múltiples ocupaciones? Por consiguiente, ¿ya no experimentabas apetito al momento de acudir a comer?

A pesar de lo que se suele creer, el incremento del hambre no alcanzará niveles incontrolables. De hecho, pasará. Con el transcurso del tiempo, las secreciones de grelina disminuyen en frecuencia o evolucionan hacia un patrón alimentario distinto. Se ha observado que también contribuye a inhibir los deseos por consumir azúcar.

Resumen

La insulina es una hormona encargada de la regulación del metabolismo de la glucosa, permitiendo la disminución de los niveles elevados de azúcar en la corriente sanguínea.

La insulina promueve la acumulación de tejido adiposo.

El glucagón es una hormona cuya función es la de movilizar las reservas de glucosa para restaurar los niveles de azúcar en la sangre cuando se encuentran bajos.

El glucagón promueve la lipólisis de las reservas de grasa.

La hormona del crecimiento humano, también conocida como somatotropina, contribuye a fomentar la proliferación de tejido muscular magro, el fortalecimiento de la densidad ósea y la metabolización de las reservas de grasa acumuladas.

La hormona del crecimiento humano es una hormona con diversas funciones, entre las cuales se destaca su responsabilidad de incrementar los niveles reducidos de glucosa en la circulación sanguínea.

La hormona del crecimiento humano se ve inhibida por la presencia de insulina, niveles elevados de glucosa en la sangre y la ingesta de carbohidratos.

La leptina inhibe el apetito.

A medida que aumenta la cantidad de grasa corporal, se incrementa la presencia de leptina en la corriente sanguínea.

Altas cantidades de leptina pueden causar resistencia a pesar de tener un alto porcentaje de grasa corporal; es posible que aún sienta hambre y coma en exceso

La grelina incita al apetito

La ingesta de alimentos puede incrementar los niveles de grelina, generando sensaciones de hambre.

La liberación de grelina se reduce a medida que aumenta el período de ayuno.

Si se hace caso omiso del hambre durante el tiempo adecuado, este se extinguirá.

Por consiguiente, me gustaría conocer los medios por los cuales el ayuno intermitente va a facilitar la quema de tejido adiposo en tu organismo.

El periodo de abstinencia que va a llevar a cabo fomentará:

La ausencia de ingesta de alimentos resulta en una disminución de los niveles de insulina. Por tanto, dicha circunstancia implica que la insulina no inducirá al hígado a llevar a cabo la acumulación de glucógeno y grasa.

La disminución de la glucemia provoca la secreción de glucagón y la hormona del crecimiento humano. Estas hormonas estimularán la degradación de las reservas de glucógeno y grasa, incrementarán los niveles de glucosa en la sangre y proveerán de energía.

El estudio de los lípidos con el fin de obtener energía fomentará la oxidación de los ácidos grasos.

El incremento de los niveles de la hormona del crecimiento humano propiciará la preservación muscular durante el metabolismo de los tejidos adiposos.

Un menor nivel de grasa corporal contribuye a contrarrestar la resistencia a la leptina

Gradualmente inhibe la secreción de grelina, lo cual suprime el apetito, los antojos de azúcar y la ingesta excesiva de alimentos.

El lapso de alimentación se extenderá a:

Proveer al organismo de nutrientes esenciales.

Permanezca en un estado de cordura, ya que el ayuno intermitente posee una duración breve y la comida resulta sumamente deleitosa.

Con optimismo, podría observar que, en realidad, es el desequilibrio hormonal lo que obstaculiza el logro de los objetivos deseados. Para quemar grasa, primero debemos quemar glucógeno. Factores tales como la respuesta sostenida de la hormona insulina o la presencia de la resistencia a la insulina ejercen un impacto significativo en nuestra capacidad de utilizar eficientemente los depósitos de grasa corporal. Este es el motivo por el cual con frecuencia te encontrarás con resultados modestos sin importar cuán arduamente te esfuerces. El ayuno intermitente no logra una estimulación efectiva de estas hormonas esenciales, lo cual dificulta la obtención de resultados sostenibles.

www.ingramcontent.com/pod-product-compliance
Lightning Source LLC
Chambersburg PA
CBHW051736020426
42333CB00014B/1340